AF296280

TRAITEMENT

DU

CHOLÉRA

PARIS

IMPRIMERIE BALITOUT, QUESTROY ET Ce,
3, rue Neuve-des-Bons-Enfants.

TRAITEMENT

DU

CHOLÉRA

MIS A LA PORTÉE DE TOUT LE MONDE

PAR

LE DOCTEUR J. LEŸ

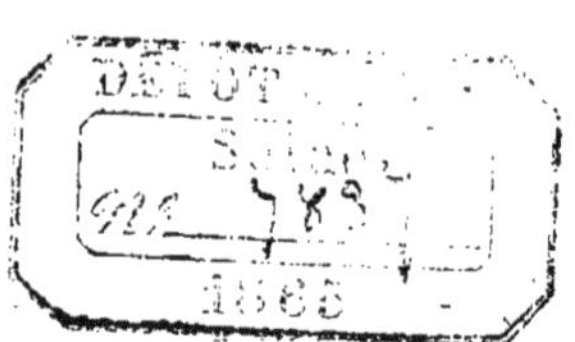

PARIS

L. GROLIER, LIBRAIRE-ÉDITEUR

PASSAGE DE L'OPÉRA, 21, GALERIE DE L'HORLOGE

1865

PRÉFACE

Quand l'ennemi menace nos frontières, tout le monde se fait soldat, et en quelques heures chacun sait charger un fusil. Si, quand une épidémie nous menace, tout le monde ne peut se faire médecin, du moins chacun peut-il savoir et doit-il apprendre quels sont les premiers secours à donner aux malades. C'est avec cette pensée que nous présentons ces pages au public.

L'épidémie qui a décimé la population de plusieurs de nos cités du Midi peut encore passer près de nous sans nous atteindre; mais, au cas contraire, en cas d'invasion, soyons en garde afin de la combattre au début et de fournir moins d'aliments au fléau dévastateur.

Témoins de l'épidémie de 1854, nous avons pu, pendant deux mois et demi, suivre sur un grand nombre d'individus les diverses phases de la maladie et étudier son mode d'invasion. Nous avons donc ajouté ici notre faible expérience à celle de nos prédécesseurs. On y trouvera des procédés de traitement les plus simples, et à la portée de tout le monde, indiqués et recommandés par les praticiens les plus autorisés : nous n'avons cherché qu'à grouper sommairement en regard de chaque période de la maladie, en les exposant dans le langage usuel, les symptômes les plus saillants qui la font reconnaître, et le traitement des premiers instants.

Les secours à porter aux malades sont indiqués « *en attendant l'arrivée du médecin.* » car, souvent, on est éloigné de tout secours, ou les premières atteintes du mal se font sentir pendant la nuit, ou le médecin lui-même, occupé, se fait attendre. Nous avons, en insistant sur les avantages de l'hygiène et sur la nécessité de ne pas négliger les moindres troubles de la santé, cherché à convaincre le lecteur qu'il est plus facile de se préserver du mal que de le guérir. Nous espérons prémunir les uns contre une maladie grave et donner aux autres la confiance nécessaire pour soigner leurs semblables.

Ce but, même faiblement atteint, nous n'aurions pas perdu notre temps.

J. L.

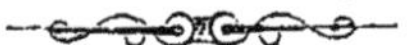

Le choléra est le résultat d'un empoisonnement septique.

Sous l'influence de certaines conditions climatéri-
ques ou atmosphériques, il se propage par l'air. Des
miasmes, entraînés par les courants de l'atmosphère,
sont poussés des foyers d'infection vers les lieux
sains. Sans vouloir entrer dans une discussion scienti-
fique sur la composition de l'atmosphère, nous croyons
que si les miasmes ont besoin de conditions détermi-
nées pour se reproduire, on peut s'opposer à leur évo-
lution par certains désinfectants ou anti-septiques.
Nous proposons de préférence l'acide phénique.

Il suffit d'abandonner quelques grammes d'acide
cristallisé à l'air libre, dans une soucoupe de porce-
laine, dans l'appartement, les ateliers ou les dortoirs,
pour placer les personnes qui y habitent dans de bonnes
conditions de salubrité, même au milieu d'un foyer
épidémique.

Les principes d'hygiène à observer sont bien simples : ne rien changer à ses habitudes quand on a une
vie tranquille et réglée, sinon, éviter les excès de toute

nature, même de travail. Tout excès a pour résultat de débiliter, et toute personne affaiblie est plus apte à contracter la maladie. Les excès de table sont les plus nuisibles par le dérangement des fonctions digestives. On doit avoir une nourriture simple et réparatrice; manger de la viande une fois par jour au moins, des légumes et des fruits en quantité proportionnée, faire un usage modéré de vin ou d'alcooliques, se priver de bière. Enfin, entretenir la bonne harmonie de toutes les fonctions et surtout de celles de la peau, prendre un grand bain par semaine; éviter le froid ou l'humidité aux pieds : porter une ceinture de laine ou de flanelle en *contact immédiat* avec la peau. Le choléra a plus d'un point de contact avec les fièvres pernicieuses, c'est pour cela que nous conseillons de boire le matin à jeun un demi verre à bordeaux de vin quininé (1). Deux ou trois heures après le repas du soir, on prendra une tasse de thé noir avec quelques gouttes de jus de citron et un peu de kirch, de rhum ou d'eau-de-vie : de une à trois cuillerées à café.

Les personnes qui soignent les malades devront passer au moins une heure sur huit hors de la chambre, et ne pas y venir à jeun. C'est alors que le vin quininé est très-utile.

Quoique le contraire soit *scientifiquement* admis, nous croyons pouvoir dire que le choléra n'est jamais foudroyant. Dans les cas qui ont paru tels, les premiers symptômes négligés par les malheureux qui ont

---

(1) Il se prépare ainsi : Faire dissoudre deux grammes de sulfate de quinine dans un verre à bordeaux d'eau ordinaire, ajouter six gouttes d'acide sulfurique, et verser le tout dans une bouteille de vin de Madère ordinaire. Dose, un demi-verre à bordeaux le matin à jeun.

succombé ont dû nécessairement échapper au médecin.

L'ouvrier à son travail, le négociant à ses affaires, l'homme du monde à ses plaisirs mènent, en général une vie trop remplie ou trop agitée pour constater la période d'invasion de la maladie, dont la durée varie entre une heure et un jour ; le malaise général, le défaut d'appétit et la courbature, telles sont des manifestations qui nous échappent.

Le médecin est malheureusement appelé tard, souvent trop tard.

Si le malaise général et la faiblesse augmentent avec des alternatives de sueurs ou de frissons, de la douleur au ventre, des borborygmes, et enfin, une ou plusieurs évacuations en diarrhée, d'abord de matières digérées, puis brunes ou verdâtres, enfin jaunâtres: c'est *la cholérine*. Si le médecin est appelé et si le malade est docile, toutes les chances de salut sont pour ce dernier ; mais on peut être éloigné de tout secours, atteint pendant la nuit, éloigné de son médecin : que faire alors? En attendant son arrivée, on devra se coucher, appliquer sur le ventre des cataplasmes chauds faits avec la farine de lin, prendre plusieurs tasses d'une infusion aromatique bien chaude et suffisamment sucrée, tels que thé léger, camomille ou menthe poivrée, de manière à amener la transpiration ; prendre un demi-lavement tiède (un verre environ) d'eau d'amidon (1), avec quelques gouttes de laudanum (de huit à vingt, selon l'âge ou la force du sujet). Un se-

---

(1) Une cuillerée environ d'amidon en poudre qu'on délaie dans quelques cuillerées d'eau froide ; ajouter l'eau tiède en suffisante quantité et le laudanum de Sydenham au moment d'administrer. *Les doses indiquées ne peuvent s'appliquer aux enfants au-dessous de sept ans.*

cond lavement peut être administré au bout de deux ou trois heures ; mais, en général, le médecin qu'on aura prévenu viendra régler le traitement. Ces moyens suffisent bien souvent pour arrêter la cholérine, et on s'en tient ensuite à un régime plus sévère et à quelques moyens pratiques pour éviter une rechute. Toutefois, si les évacuations persistent, et avec une fétidité excessive, joignant l'aspect aqueux, gris blanc de l'eau de riz ou du café au lait, avec des grumeaux semblables à du lait tourné, le mal s'aggrave et le choléra se confirme. Les vomissements d'aliments d'abord, puis de matières bilieuses, enfin de matières blanchâtres assez semblables à celles des évacuations ; les crampes dans les membres, et surtout dans les mollets, le refroidissement partiel ou total, la coloration violette des extrémités et l'extinction de la voix ; tels sont les traits les plus saillants de cette période.

Maintenant les minutes sont précieuses, on doit coucher le malade, et, en cas de refroidissement, le frictionner très-vigoureusement pendant plusieurs minutes sur tout le corps, en allant des extrémités au tronc, soit avec un gant de laine sèche, un gant de crin, un morceau de laine ou de flanelle imbibé d'alcool camphré ou d'essence de térébenthine ; l'envelopper ensuite de couvertures de laine et le réchauffer par tous les moyens (couvertures, édredons, fers, briques ou boules chaudes) ; appliquer un sinapisme au creux de l'estomac, administrer en même temps, de dix en dix minutes, des tasses d'une infusion très-chaude de thé ou de menthe poivrée bien sucrée et additionnée de rhum ou d'eau-de-vie (deux cuillerées à café environ).

Les infusions très-chaudes arrêtent assez souvent les vomissements, si pourtant la seconde ou troisième tasse était rejetée, on administrerait l'eau de seltz par cuillerées à bouche, et mieux encore, quelques fragments de glace qu'on doit avaler et laisser fondre dans l'estomac. Aussitôt que les vomissements auront cessé, on reviendra aux infusions chaudes pour pousser à la transpiration, car nous ne saurions trop répéter combien il est nécessaire de rétablir les fonctions de la peau.

Les symptômes de cette période si grave, et ceux de la suivante, indiquent complétement qu'il n'y a pas de lésion organique, mais *stase sanguine,* arrêt de la circulation par suite d'empoisonnement. Il y a un poison septique qui trouble les fonctions organiques et qui n'est éliminable que par la transpiration.

Que la marche de la maladie ait été lente ou rapide, tant qu'il reste un souffle de vie, on ne doit pas ralentir les soins.

Un moyen qui nous a souvent réusssi dans des cas très-graves consiste à faire une friction sèche sur tout le corps avec un gant de crin ou de laine, une autre friction immédiatement après avec l'essence de térébenthine et l'*emmaillottement* dans une couverture de laine préalablement chauffée et mise en contact direct avec la peau.

On combattra les évacuations par un demi-lavement d'eau amidonnée et laudanisée (de quinze à vingt-cinq gouttes).

Au moyen des frictions on parvient le plus souvent à ramener la chaleur et à produire la réaction, mais quand bien même les premières tentatives échoueraient il ne faut pas se décourager, mais redoubler d'ardeur, et dans les frictions et dans les procédés propres à ramener la circulation sanguine. Comme nous l'avons dit, nos conseils seront utiles seulement en attendant le médecin, qui est juge de la direction à donner au traitement ultérieur, en raison des prédispositions individuelles. Le problème se complique au moment de la réaction, et quoiqu'on puisse dire que, dans la majorité des cas, il faut soutenir le malade par des toniques ou des aliments légers, quinquina et bouillons ; il en est quelques-uns.aussi où il faut la plus grande réserve. En raison de la puissance de la réaction, dans le moment où elle se produit, quelques sinapismes promenés sur les membres inférieurs, et les compresses froides ou d'eau sédative sur le front, agissent très-heureusement. On doit cesser le traitement excitant, frictions, infusions alcoolisées, en raison de la force et de la rapidité de la réaction.

La médication et un régime sévère seront continués pendant la convalescence pour éviter les rechutes, qui sont toujours plus sérieuses que la première atteinte. Au médecin traitant seul appartient d'en déterminer la teneur et la durée.

RÉSUMÉ

I. — En état de santé, mais sous l'imminence épidémique : acide phénique dans les appartements ou
ateliers, suivre les règles d'une hygiène sévère, porter sur le ventre un morceau de laine ou de flanelle ;
tous les matins à jeûn, vin quininé ; le soir, de deux à
trois heures, après le dernier repas, une tasse de thé
noir additionnée de jus de citron et de rhum ou d'eau-
de-vie. Un grand bain par semaine.

Ne pas oublier que tout dérangement d'entrailles
doit être soigné sans retard.

II. — Au moindre malaise ou dérangement de corps,
FAIRE PRÉVENIR LE MÉDECIN, et en attendant son arrivée, s'il y a diarrhée simple (*cholérine*) : repos au lit,
infusions chaudes et aromatiques (thé, camomille,
menthe poivrée), cataplasmes de farine de lin sur le
ventre, demi-lavements d'amidon et de laudanum.

III. — Si le choléra est confirmé, ce qui se reconnaît
aux vomissements blanchâtres qui accompagnent des
*évacuations aqueuses, de couleur café au lait et conte-
nant souvent des grumeaux comme le lait tourné ;* avec
crampes et refroidissement : faire des frictions sèches

ou aromatiques d'alcool camphré ou même d'essence de térébenthine, coucher le malade, l'envelopper de laine et l'entourer de fers, de boules ou de briques chaudes; un sinapisme au creux de l'estomac; de dix en dix minutes une tasse d'infusion très-chaude de thé ou de menthe poivrée, bien sucrée et additionnée d'un petit verre de cognac ou de rhum.

Si les infusions très-chaudes n'arrêtent pas les vomissements, quelques cuillerées d'eau de seltz ou des fragments de glace conviendraient mieux. Enfin, un lavement d'amidon et de laudanum, qu'on devra garder. Au besoin, en renouveler l'administration après deux heures.

Nous ne saurions trop répéter que le point capital est de ramener la chaleur à la peau, car c'est par voie de transpiration que l'organisme élimine le poison absorbé. Pendant ce temps le médecin aura été appelé et il pourra compléter le traitement, surveiller la réac.tion, puis la convalescence.

Paris, imp. Balitout, Questroy et C°, 3, r. Nve-des-Bon.-Enfants.

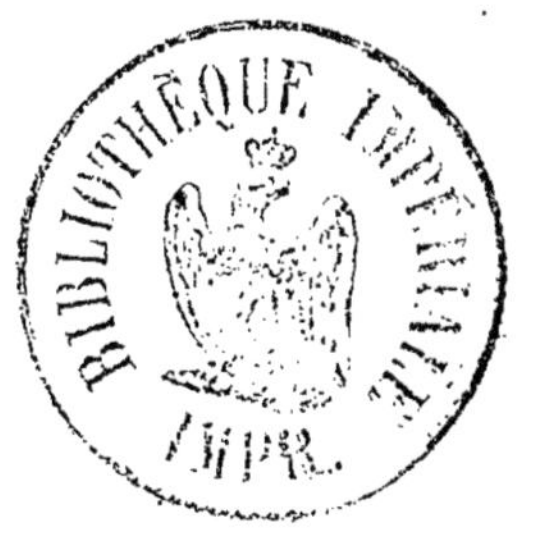

9 782019 479268